BEI GRIN MACHT SICH IHR WISSEN BEZAHLT

AF136235

- Wir veröffentlichen Ihre Hausarbeit, Bachelor- und Masterarbeit

- Ihr eigenes eBook und Buch - weltweit in allen wichtigen Shops

- Verdienen Sie an jedem Verkauf

Jetzt bei www.GRIN.com hochladen und kostenlos publizieren

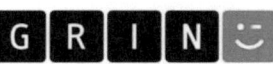

Gesundheitsförderung im Setting Grundschule

Pia Ulrich

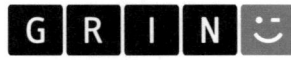

Bibliografische Information der Deutschen Nationalbibliothek:

Die Deutsche Nationalbibliothek verzeichnet diese Publikation in der Deutschen Nationalbibliografie; detaillierte bibliografische Daten sind im Internet über http://dnb.d-nb.de abrufbar.

ISBN: 9783346809872
Dieses Buch ist auch als E-Book erhältlich.

Druck und Bindung: Books on Demand GmbH, Norderstedt Germany
Gedruckt auf säurefreiem Papier aus verantwortungsvollen Quellen

Das vorliegende Werk wurde sorgfältig erarbeitet. Dennoch übernehmen Autoren und Verlag für die Richtigkeit von Angaben, Hinweisen, Links und Ratschlägen sowie eventuelle Druckfehler keine Haftung.

Das Buch bei GRIN: https://www.grin.com/document/1324900

Deutsche Hochschule für

Prävention und Gesundheitsmanagement

Einsendeaufgabe

Fachmodul: Gesundheitsförderung und Prävention in Lebenswelten

Studiengang: Gesundheitsmanagement

Datum
Präsenzphase: 19.10. - 22.10.2020

Name, Vorname: Ulrich, Pia

Studienort: **Hamburg**

Semester: **SS2018**

Inhaltsverzeichnis

1. Teilaufgabe 1 - Analyse der gesundheitlichen Ausgangssituation

1.1. Gesundheitsbezogene Datenlage

1.1.1 Zentrale Gesundheitsprobleme von Grundschulkindern

Die zentralen Gesundheitsprobleme stellen sich als vielfältig dar. Auf Basis der KiGGs-Basiserhebung und der KiGGs Welle 1 und Welle 2 werden nachfolgend die zentralen Gesundheitsprobleme von Grundschulkindern vorgestellt. Die Altersspanne der Grundschulkinder liegt meistens bei 7 bis 10 Jahren.

Nicht nur bei Erwachsenen zu beobachten, steigt auch bei den Kindern das Auftreten von psychischen Auffälligkeiten. Etwa ein fünftel der Kinder und Jugendlichen leidet an psychischen Problemen, wie Angststörungen, Depressionen und aggressiv-dissoziale Auffälligkeiten (Robert Koch-Institut [RKI] & Bundeszentrale für gesundheitliche Aufklärung [BZgA], 2008, S. 21). Im Grundschulalter beginnen die Probleme mit unaufmerksamen und hyperaktiven Verhalten mit 17,9% und verringern sich im Laufe der Jahre auf 9,2% bei den 14 bis 17-jährigen. Das größte Problemfeld bilden aggressiv-dissoziale Verhaltensauffälligkeiten mit 29,9% bei den 7 bis 10-jährigen (RKI & BZgA, 2008, S.22). Als Schutzfaktoren zur Vermeidung von psychischen Auffälligkeiten gelten familiäre, personale und soziale Ressourcen. Bei Jungen sind die familiären und personalen, bei Mädchen die sozialen Ressourcen stärker ausgeprägt. Bestimmte Risikofaktoren können hingegen auch psychische Krankheiten begünstigen. So ist es auffällig, dass der Anteil der Kinder mit Migrationshintergrund, aus sozial schwachen Familien, Kinder aus einem alleinerziehenden Familienverhältnis oder Kinder mit einer arbeitslosen Mutter deutlich grenzwertigere und auffälligere Ergebnisse liefern (RKI & BZgA, 2008, S.23).

Ein weiteres Gesundheitsproblem stellt die Verletzung durch Unfälle dar. Im Schulsport, in der Freizeit und zu Hause verletzen sich pro Jahr etwa 15% der Kinder und Jugendlichen, wobei sich Jungen mehr verletzen als Mädchen (RKI & BZgA, 2008, S.33). Häufig verletzen sich Kinder beim Sturz aus der Höhe oder in der Ebene oder ziehen sich Verrenkungen, Prellungen, offene Wunden oder schwerwiegende Kopfverletzungen zu

(Morsch, 2019, S. 136-137). Eine frühzeitige Schulung von Bewegung und regelmäßige körperliche Aktivität trägt zur Förderung der Reaktionsfähigkeit und der motorischen Koordination bei und kann Unfälle vorbeugen (Saß et al. , 2014).

Der Schulalltag wird hauptsächlich im Sitzen absolviert. Allein dieser Aspekt stellt ein zentrales Gesundheitsproblem dar und fördert den immer zunehmenden Bewegungsmangel der Kinder und Jugendlichen. So werden aus spielerischen Kindern in der Kindertagesstätte nun Schulkinder im Sitzen, welche die schultypischen Verhaltensnormen erfüllen sollen. Nach Breithecker (1998) werden somit die persönlichen Entfaltungs- und Bewegungsfreiheit extrem eingeschränkt. Außerdem erhöht das Sitzen ohne Unterbrechung das Risiko für Herz-Kreislauf-Erkrankungen (Dunsten, Thron & Healy, 2011), schadet der Rückengesundheit und der Koordination, sowie fördert es psychische Auffälligkeiten und Übergewicht (Morsch, 2019, S.138).

Letzteres bildet den Abschluss der Gesundheitsprobleme. 15% der Kinder und Jugendlichen in Deutschland leiden an Übergewicht, davon ein Drittel sogar an Adipositas (RKI & BZgA, 2008, S.41). Bluthochdruck, Fettstoffwechselstörungen und Diabetes sind schwerwiegende Folgen und können bis ins Erwachsenenalter reichen. Auffällig zu beobachten ist es, dass je niedriger der soziale Status ist, desto häufiger Übergewicht vorkommt (RKI & BZgA, 2008, S.41). Die Zahl der Übergewichten Kinder steigt bis zur Altersgruppe der 11- 13 jährigen stark an. Mädchen und Jungen sind dabei gleichermaßen betroffen. In der folgenden Wachstumsphase sinkt der Anteil geringfügig (Morsch, 2019, S.14).

1.1.2. Gesundheitsverhalten von Grundschulkindern

Das Gesundheitsverhalten von Grundschulkindern wird im Folgenden in 3 Kategorieren unterteilt: körperliche Aktivität, Ernährungsverhalten und Medienkonsum.

Mehr als ein Drittel der 3- bis 10-jährigen Kinder sind in Deutschland mindestens dreimal pro Woche sportlich aktiv, drei Viertel mindestens einmal (RKI & BZgA, 2008, S. 63). Die Empfehlung der WHO (2010, S.20) liegt bei täglich einer Stunde Aktivität im moderaten bis mittleren Intensitätsbereich und drei Mal pro Woche ein Training zur Erhaltung der Beweglichkeit und Verbesserung der Knochengesundheit, sowie Muskelkraft. 31,9% der 7- bis 10-jährigen Jungen und 37,3% der gleichaltrigen Mädchen treiben im und außerhalb eines Vereines mindestens ein Mal pro Woche regelmäßig Sport. Bei den Jungen steigert sich der Prozentwert auf 37,7% bei einer Häufigkeit von 3- bis 5-mal pro Woche und sinkt bei den Mädchen auf 31,8%. Der Wert für die 7- bis 10-jährigen Kinder die selten bis gar nicht sportlich aktiv sind liegt bei den Jungen bei insgesamt 15,3% und bei den gleichaltrigen Mädchen bei 20,9% (RKI & BZgA, 2008, S. 65).

Auf Basis der KiGGs Welle 2 wurde das Ernährungsverhalten der Kinder und Jugendlichen von Krug, Finger, Lange, Richter und Mensink (2018) analysiert.

Der Konsum von zuckerhaltigen Getränken liegt bei den 3- bis 17-jährigen bei täglich mehr als einen halben Liter. Mädchen von 3 bis 10 Jahren trinken dabei im Schnitt 115ml weniger pro Tag, als Mädchen von 11 bis 17 Jahren. Die Jungen zwischen 3 bis 10 trinken 565ml/Tag, also so viel, wie die Mädchen von 11 bis 17 Jahren. Dieser Wert wird um 140 ml/Tag von den 11- bis 17-jährigen Jungen nochmal gesteigert (Krug et al., 2018, S. 11).

Der Süßigkeitenkonsum bei den Vor- und Grundschulkindern liegt bei 60,6g pro Tag. Jungen in der Altersklasse konsumieren 68,4g/Tag und liegen damit höher als gleichaltrige Mädchen (Krug et al., 2018, S. 11-13).

Zählt man die süßen Aufstriche hinzu, so kommen bei den 3- bis 10-jährigen Mädchen 10,6g/Tag dazu und bei den gleichaltrigen Jungen 11,3g/Tag (Krug et al., S. 13).

Die Trinkmenge an Wasser fällt im Vor- und Grundschulalter noch geringer aus, als im Jugendlichenalter. Mädchen von 3 bis 10 jähren trinken 1.246ml/Tag, Jungen fast gleich so viel mit 1.273ml/Tag. Bei Jugendlichen ist die Wassermenge um 254 - 419 ml/Tag höher (Krug et al., 2018, S.13).

Die empfohlene Menge von 5 oder mehr Portionen Obst und Gemüse am Tag wird von 17,2% der 3- bis 10-jährigen Mädchen und 15,5% der gleichaltrigen Jungen erreicht. 286g Obst und 142g Gemüse konsumieren die 3- bis 10-jährigen Mädchen täglich. Geringfügig weniger konsumieren die gleichaltrigen Jungen mit 267g Obst und 127 g Gemüse pro Tag. Diese Werte stiegen im Vergleich zur KiGGs-Basiserhebung signifikant (Krug et al., 2018, S. 14-15).

Der Medienkonsum unterliegt dem Wandel der Zeit. Kinder und Jugendliche werden immer mehr von verschiedenen Medien im Alltag geprägt und verbringen ihre Freizeit damit. Die Bundeszentrale für gesundheitliche Aufklärung gibt dabei eine klare Empfehlung von maximal 60 Minuten Bildschirmzeit am Tag an. Die Praxis sieht jedoch in den meisten Fällen anders aus. Ein hoher Medienkonsum steht oft im Zusammenhang mit geringer körperliche Aktivität bzw. Übergewicht und Adipositas. Mehr als die Hälfte der 7- bis 10-jährigen Grundschulkinder schaut täglich ein bis zwei Stunden fernsehen, Jungen unter der Woche etwas mehr als Mädchen. Fast 10% schalten den Fernseher 3 Stunden oder mehr ein, an Wochenende und Feiertagen sind dies bereits fast 30%. Der Wert der Kinder, die 1 - 2 Stunden am Tag das Medium nutzen, liegt in dieser Zeit bei 60% mit gleicher Geschlechterverteilung (RKI & Destatis, 2008).

Das Computerspielen gewinnt mit zunehmenden Alter an Interesse der Kinder, Jungen dabei stärker als Mädchen. Über die Hälfte der 7- bis 10-jährigen Kinder nutzen den Computer gar nicht in der Woche und rund 30% nicht an Wochenenden und Feiertagen. Von einer halben Stunde bis maximal 2 Stunden Computernutzung am Tag verbringen insgesamt fast 50% der Kinder. Die Jungen in der Altersklasse machen dabei einen höheren Anteil aus, als gleichaltrige Mädchen. An Wochenende und Feiertagen steigt auch hier die Nutzung auf rund 60%, ein geringer Anteil liegt hier sogar bei 3-4 Stunden pro Tag (RKI & Destatis, 2008). Insgesamt ist in diesem Bereich Vorsicht geboten, da die Mediennutzung einen hohen Einfluss auf die Kinder hat und andere gesundheitliche Risiken mit Sich trägt.

1.1.3. Grundschule als Schlüsselsetting

Gesundheitsförderung im Settingbereich sollte viele Menschen erreichen.

Im Setting Grundschule werden beinah alle Kinder im Alter von 7 - 10 Jahren angesprochen, da in Deutschland eine allgemeine Schulpflicht besteht. Somit wird konkret die richtige Zielgruppe gedeckt und die zentralen Gesundheitsprobleme und Verhaltensweisen können präventiv aufgeklärt und praktisch in gesundheitsfördernde Verhaltensmuster umgesetzt werden.

Es können gezielt Workshops angeboten werden, die Inhalte von Bewegung, Ernährung und Stressbewältigung vermitteln und auch den Lebensbereich Familie miteinbeziehen.

Außerdem kommen im Setting Schule alle Bildungs- und Herkunftsschichten zusammen. Gesundheitliche Unterschiede auf sozialer Ebene können ausgeglichen werden und Kinder aus diesem Bereich können besonders von einer Gesundheitsförderung in der Schule profitieren.

1.2. Ableitung von Handlungsansätzen

1.**Handlungsansatz:** Konzepte für einen bewegten Schulalltag mit Präventionsmaßnahmen für Übergewicht und Adipositas

Die Analyse der zentralen Gesundheitsprobleme und Verhaltensweisen macht deutlich, dass Defizite im Bereich der Bewegung festzustellen sind. Dies liegt nicht allein an dem Bewegungsunfreundlichen Schulmuster im Sitzen, sondern auch an der Freizeitgestaltung der Kinder. Daher ist es wichtig, den Schulalltag mit mehr körperlicher Aktivität neben dem Schulunterricht zu füllen, um so den Bewegungsmangel auszugleichen und präventiv gegen Übergewicht und Adipositas vorzugehen.

2. Handlungsansatz: Stärkung der psychischen Gesundheit und Sozialkompetenz

Psychische Erkrankungen spielen zunehmend eine Rolle. Kinder die eingeschult werden, müssen sich an ein neues Verhaltensmuster in der Schule gewöhnen. Schutzmaßnahmen wie familiäre, personale und soziale Ressourcen spielen hierbei eine große Rolle. Dabei sind Inhalte der Sozialkompetenz, Konfliktlösung und der Stress- und Aggresionsbewältigung von wichtiger Bedeutung, um die Kinder resilient in ihre nächsten Lebensphasen zu bringen. Spielerisch kann dieser Bereich mit körperlicher Aktivität verbunden werden, welcher unter anderem auch positive Wirkung auf das Stressempfinden hat.

3. Handlungsansatz: Verbesserung der Schulverpflegung und Übermittlung von gesundheitsförderlichen Ernährungsweisen

In der Analyse des Gesundheitsverhaltens wurde deutlich, dass die Ernährungsweise der Grundschulkinder zwar in Ordnung ist, dennoch gibt es genug potenzial, um auch auf die späteren Lebensphasen präventiv einzuwirken. Eine gezielte Aufklärung über die einzelnen Lebensmittel ist sinnvoll, damit die Kinder selbst ein Gefühl von Nahrung erlangen und den Umgang mit gesundheitsförderlichen und gesundheitsriskanten Lebensmitteln erlernen.

2. Teilaufgabe 2 - Schwerpunktthema für ein Projekt zur Gesundheitsförderung im gewählten Setting

Tabelle 1 behandelt Handlungsansatz 3 aus der vorherigen Teilaufgabe genauer und bietet eine Idee für ein Projekt zur Gesundheitsförderung in der Grundschule.

Tab. 1: Darstellung eines Projektes zur Gesundheitsförderung in der Grundschule (eigene Darstellung)

Schwerpunktthema
Projekt zur Verbesserung der Schulverpflegung und Übermittlung von gesundheitsförderlichen Ernährungsweisen
Übergeordnetes Interventionsziel
Verbesserung der bedarfsgerechten Ernährung von Grundschulkindern

Verhaltensprävention	Verhältnisprävention
Nennung der Maßnahme:	**Nennung der Maßnahme:**
- Aufklärung über gesunde Ernährung durch verschiedene Workshops	- Umstrukturierung des Mittagsangebots in der Schule
Teilziele	**Teilziele**
- Kennenlernen von verschiedenen Lebensmitteln und deren Bedeutung - Praxiserfahrung im Umgang mit Lebensmitteln erlangen	- ausgewogenes und bedarfsgerechtes Mittagessen - kostengünstiges Angebot, um allen sozialen Schichten den Zugang zu ermöglichen
Inhalte	**Inhalte**
- Lebensmittelampeln erstellen: ➡ rot für Genussmittel wie Cola, Chips, Süßwaren + Bedeutung ➡ gelb für Lebensmittel wie Fleisch + Bedeutung ➡ grün für Nahrungsmittel wie Obst, Gemüse etc. + Bedeutung - Haushaltsstunden in den Unterrichtsalltag einbinden: ➡ praktische Erfahrungen mit einfachen gesunden Rezepten erlangen ➡ Fertigkeiten in der Küche erlernen ➡ Blick hinter die Kulissen in der Schulküche mit gesundem Mittagsangebot	- große Salatbar mit verschiedenen Dressings, Obstangebot mit verschiedenen Früchten, Joghurt- und Nussstation, ausgewogenes warmes Mittagessen (frisch gekocht) - Finanzieller Zuschuss von Schulgeldern für das Angebot von gleichzeitig kostenintensiveren gesunden Nahrungsmitteln und dem Angebot für kostengünstiges Mittagessen, um auch Kindern aus sozialschwachen Schichten zu erreichen

3. Recherche Modellprojekt

Tabelle 2 stellt das Modellprojekt „Fit mit Genuss - Ernährung mit Anspruch" aus Sachsen vor. Die Laufzeit, die Projektträger, die Ziele, Inhalte, Methoden und Ergebnisse des Projektes werden vorgestellt und am Ende ein Fazit zu Teilaufgabe 2 gezogen.

Tab. 2: Modellprojekt „Fit mit Genuss - Ernährung mit Anspruch" (eigene Darstellung, 2020)

Titel Modellprojekt	„Fit mit Genuss - Ernährung mit Anspruch"
Projektlaufzeit	01.01.2004 - 31.12.2005
Projektträger/Initiatoren	Sächsische Arbeitsstelle für Schule und Jugendhilfe e.V.
Ziele	- Hauptziele: ➡ Setting Schule und deren Beitrag zu einer kontinuierlichen Ernährungs- und Verbraucherbildung ➡ Interesse und Sensibilisieren zu verschiedenen Ernährungsthemen erlangen ➡ Regionalitätscharakter & Qualität von Nahrungsmitteln kennenlernen ➡ Lebensmittelwerbung hinterfragen ➡ Eigenes Essverhalten reflektieren - Teilziele: ➡ Schulische Verantwortung in Bezug auf Ernährungs- und Verbraucherbildung stärken ➡ Erprobung im Setting Schule und den vorhandenen Rahmenbedingungen zur Ernährungs- und Verbraucherbildung

	Ablauf des Projektes: 1. Projektvorbereitung (01.01. - 05.04.2004) - Erstgespräche mit den Projektschulen - Vorstellung des Projektes vor Kooperationspartnern und im Kultusministerium - Zuständige Referenten im Regionalschulamt informieren - Materialsammlung zum Thema Ernährung erstellen - Projektideen sammeln 2. Konzeptentwicklung (01.03. - 02.07.2004) - Bildung von Projektteams an den Schulen - Bestandsaufnahmen zu bisherigen Aktivitäten - Bedarfsanalyse und Ideensammlung für die Module - Projektschultreffen 1 am 02.06.2004: Kennenlernen der teilnehmenden Schulen untereinander, Ideenaustausch - Gewinnung von Kooperationspartnern 3. Konzeptumsetzung und -begleitung (23.08.2004 - 31.07.2005) - Detailplanung zu den Projekten und Aktivitäten - Abstimmungen mit Kooperationspartnern - Projektdokumentation, Finanzierungsmöglichkeiten - IST-Zustand - Jahresplanung 2005 - Zwischenauswertung - Vorbereitung von Kontrollinstrumenten zur Evaluation - Erfahrungsaustausch - Fachtagungen und Workshops am 27.10.2004 und am 31.05.2005 4. Auswertung und Ergebnissicherung (01.08. - 31.12.2005) - Auswertung Schuljahr 2004/2005 - Projektinterne Lehrerfortbildung „Gesund leben - leicht und lecker essen!" - Auswertung und Überprüfung der Ergebnisse - Sicherung und Dokumentation - Präsentation und Bereitstellung von Material **Methoden:** - Fragebögen für Schüler- und Elternvertreter - Regelmäßige Projektschultreffen der teilnehmenden Schulen - Planungs- und Dokumentationsbögen - Interviews mit den Projekt- und Schulleitern der teilnehmenden Schulen

Die linke Spalte enthält: **Inhalte und Methoden**

Ergebnisse	- in Bezug auf Teilziel A: ✓ Ernährungs- und Verbraucherthemen mit eingebunden ✓ Entwicklung eigener Konzepte und dauerhafte Einbindung ✓ 67% Einbindung von Kooperationspartnern für Teilprojekte und Aktivitäten ✓ Positives Elternfeedback, beste Integration der Eltern in der Grundschule - in Bezug auf Teilziel B: ✓ Genuss- und Fitnessaspekt mit Ernährungsthemen verbunden ✓ Fächerübergreifend und fächerverbindend Umsetzungsmöglichkeiten, auch außerschulisch ➡ Wichtig: Projekt darf nicht im Gegensatz zu den realen Essenangeboten in der Schule stehen - in Bezug auf die Projektschulen: ✓ Entwicklung eines schuleigenes Konzept im Schuljahr 2003/2004 für das kommende Schuljahr ✓ 90%ige Umsetzung möglich ✓ 10% aus organisatorischen oder personellen Gründen ausgefallen ✓ Langfristige Einbindung der Ernährungs- und Verbraucherthemen ✓ Weiterentwicklung der Projektschulen
Fazit	Die in diesem Modellprojekt gewählten Inhalte und Methoden sind auch für die in Teilaufgabe 2 skizzierten Gesundheitsförderungsideen sinnvoll. Besonders im Bereich der Verhaltensprävention überschneiden sich die genannten Teilziele und Inhalte. Auf Basis der Verhältnisprävention ist wichtig was in Bezug auf Teilziel B geschrieben wurde: das Projekt darf nicht im Gegensatz zu den realen Essensangeboten der Schule stehen. Dementsprechend ist es sinnvoll die Rahmenbedingungen der Essensversorgung und der Pausenzeiten näher zu betrachten, damit sich beide Komponenten sinnvoll ergänzen. Teilaufgabe 2 bietet hier eine Idee zur Umsetzung in diesem Bereich.
Literaturquellen	Sächsische Arbeitsstelle für Schule und Jugendhilfe e.V. (2009). *Fit mit Genuss – Ernährung mit Anspruch*. Dresden: LSJ Sachsen e.V.

4. Literaturverzeichnis

Breithecker, D. (1998). *Bewegte Schule - vom statistischen Sitzen zum lebendigen Lernen.* Wiesbaden: Bundesarbeitsgemeinschaft für Haltungs- und Bewegungsförderung.

Dunstan, D. W., Thorp, A. A. & Healy, G. N. (2011). Prolonged sitting: is it a distinct coronary heart disease risk factor? Current opinion in cardiology, 26 (5), 412-419. https://doi.org/10.1097/HCO.0b013e3283496605

Krug, S., Finger, J. D., Lange, C., Richter, A. & Messing, G. B. M. (2018). Sport- und Ernährungsverhalten bei Kinder und Jugendlichen in Deutschland - Querschnittergebnisse aus KiGGS Welle 2 und Trends. *Journal of Health Monitoring, 3* (2), 3-22. https://doi.org/10.17886/RKI-GBE-2018-065

Morsch, A. (2019). *Studienbrief Gesundheitsförderung und Prävention in Lebenswelten* (rev.22.033.000). Saarbrücken: Deutsche Hochschule für Prävention und Gesundheitsmanagement.

Robert Koch-Institut & Statistisches Bundesamt. (2008). *Lebensphasenspezifische Gesundheit von Kindern und Jugendlichen in Deutschland. Ergebnisse des Nationalen Kinder- und Jugendgesundheitssurveys (KiGGS).* Berlin: Robert Koch-Institut (RKI).

Sächsische Arbeitsstelle für Schule und Jugendhilfe e.V. (2009). *Fit mit Genuss – Ernährung mit Anspruch.* Dresden: LSJ Sachsen e.V.

Saß, A.-C., Poethko-Müller, C. & Rommel, A. (2014). Das Unfallgeschehen im Kindes- und Jugendalter - Aktuelle Prävalenzen, Determinanten und Zeitvergleich. Ergebnisse der KiGGS-Studie - Erste Folgebefragung (KiGGS Welle 1). *Bundesgesundheitsblatt - Gesundheitsforschung - Gesundheitsschutz, 57* (7), 789-797. https://doi.org/10.1007/s00103-014-1977-5

World Health Organization. (2010). *Global recommendations on physical activity for health.* Geneva: World Health Organization.

5. Tabellenverzeichnis

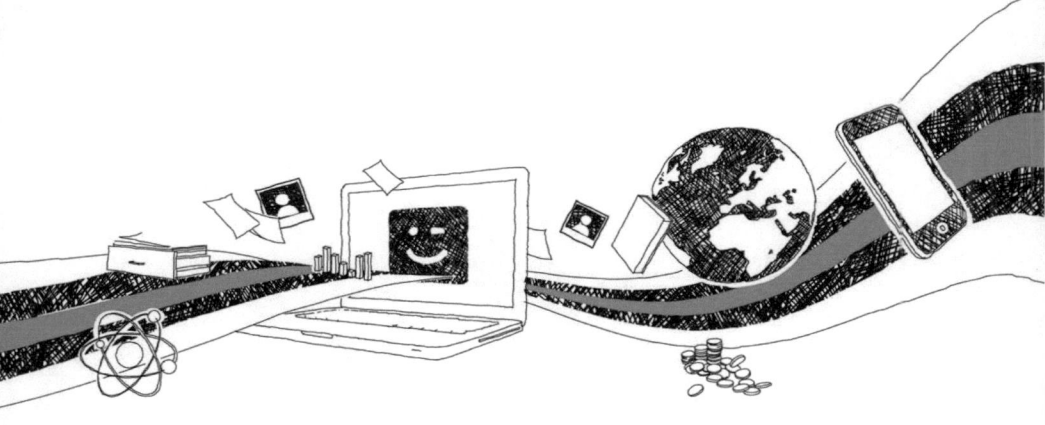
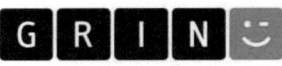